Seniorenbeschäftigung Rätsel

Umschreibung Blumen und Garten

Wie heißt die Blume oder der Gegenstand?

Casilda Berlin

Weitere Bücher für Senioren von Casilda Berlin:

Umschreibung Tiere – Wie heißt das gesuchte Tier?
Seniorenbeschäftigung Rätsel
ISBN-13: 978-1976170430

Umschreibung Gegenstände – Wie heißt der gesuchte Gegenstand?
Seniorenbeschäftigung Rätsel
ISBN-13: 978-1977528742

50 Bilder, die leicht gelingen – ein Ausmalbuch für Senioren (Anfänger)
ISBN-13: 978-1530264391

Blumen, die leicht gelingen – Ausmalbuch für Senioren
ISBN-13: 978-1541086999

MANDALAS die leicht gelingen - Malbuch für Senioren (Anfänger)
ISBN-13: 978-1546636649

50 anspruchsvolle Bilder: Ein Ausmalbuch für Senioren (Fortgeschrittene)
ISBN-13: 978-1530324781

Besuchen Sie die Autorin Casilda Berlin, und holen Sie sich
1 kostenloses ebook zum Ausmalen:

www.casilda-berlin.de

Alle Rechte vorbehalten.
Kein Teil des Werkes darf ohne vorherige schriftliche Genehmigung des Verlages reproduziert oder elektronisch gespeichert werden.

ISBN: 978-1979087216

Wie heißt die Blume oder der Gegenstand?

Rätselraten ist eine beliebte niederschwellige Beschäftigungsmöglichkeit für Senioren. Ob Bewohner in Seniorenheimen, Teilnehmer in Tagesbetreuungen oder zu Hause wohnende Senioren – sie alle erleben mit diesem Buch unterhaltsame Ratestunden.

Dieses Rätselbuch eignet sich für Einzel- und Gruppenmaßnahmen und wird mit einem Begleiter durchgeführt. So kann es auch bei einem unterhaltsamen Nachmittag unter Freunden oder in der Familie, wo es um Seniorenbeschäftigung geht, zum Einsatz kommen.

Es wurde im Praxisalltag in der Seniorenbetreuung entwickelt, um die geistigen Fähigkeiten und die Kommunikation anzuregen. Die grauen Zellen werden spielerisch trainiert und auf Vordermann gebracht.

Die Vorgehensweise der Rätsel ist für Personen mit leichten bis mittleren geistigen Einschränkungen leicht verständlich. So können auch Senioren mit beginnender und fortgeschrittener Demenz mit Freude an den Rätselrunden teilnehmen.

Erraten von einfachen Gegenständen

Die Suche nach verschiedenen Begriffen ermöglicht eine verbesserte Lebenszufriedenheit für die jeweiligen Menschen.

Das Thema Blumen und Garten weckt bei Senioren Erinnerungen, mit denen sie vergangene Erlebnisse verbinden. Die meisten der gesuchten Begriffe sind aus dem Alltag bekannt wie beispielsweise Osterglocken, Schneeglöckchen, Rasenmäher, Vogelhäuschen oder Blattläuse.

Teilnehmer, die den gesuchten Begriff erraten, erleben schöne Erfolgserlebnisse. Diese können verstärkt werden, indem für jede richtige Lösung eine Kleinigkeit wie z. B. ein Schokoriegel oder ein Bonbon überreicht wird.

So gelingt die Rätselrunde:

Alle Teilnehmer beteiligen sich daran, herauszufinden, welche Blume oder Gartengegen-stand gemeint ist.

Erklären Sie als Begleiter, dass Sie kurze Sätze vorlesen, die Hinweise auf das gesuchte Wort geben.

Lesen Sie Satz für Satz langsam und laut vor. Nach jedem Satz machen Sie eine kleine Pause und fragen in die Runde nach Vorschlägen zu dem gesuchten Begriff.

Wiederholen Sie den ersten Satz, dann fügen Sie den zweiten hinzu. Machen Sie erneut eine Pause und fragen Sie nach Vorschlägen zu dem gesuchten Wort.

Dann wiederholen Sie die beiden Sätze und lesen auch den dritten Satz vor. Fragen Sie erneut nach Vorschlägen.

Lesen Sie so lange vor, bis der gesuchte Begriff gefunden ist oder keine Sätze übrig sind. Wenn keine Lösung gefunden wird, nennen Sie den gesuchten Begriff.

Wird das Wort gefunden, bevor alle Sätze vorgelesen sind, lesen Sie die noch übrigen Sätze vor. Anschließend suchen Sie den nächsten Begriff.

1. Gesucht wird eine Nutzpflanze, deren Blüten, Stängel und Blätter vielseitig verwendet werden können

2. Sie ist einjährig und wird im Garten bis zu 5 Meter hoch.

3. Während des Tages folgen die Blüten stets der Sonne. Nachts kehren sie auf die nach Osten gerichtete Position zurück.

4. Die gesuchte Blume erweckt immer gute Laune, denn sie sieht nicht nur aus wie eine strahlende Sonne, sondern man hat den Eindruck, als würde sie den ganzen Tag lächeln.

5. Sobald die Blüten vertrocknen, reifen die darin enthaltenen Kerne. Um diese vor Vögeln zu schützen, werden die Blüten rechtzeitig mit Netzen überspannt.

6. Die Kerne sind nicht nur als Vogelfutter beliebt, sondern sie werden auch zum Backen und im Müsli verwendet.

Antwort: Sonnenblume

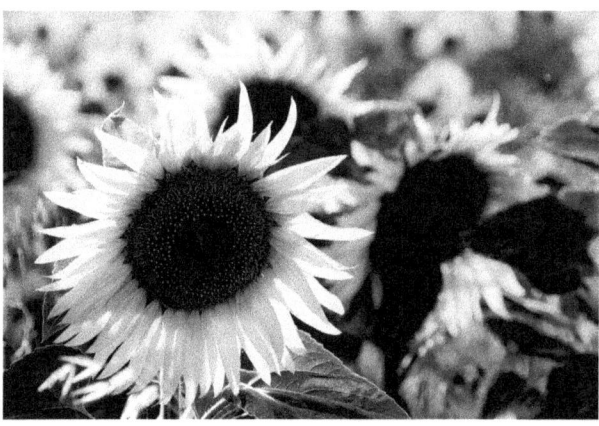

1. Gesucht wird eine Blume, die ursprünglich in deutschen Wäldern beheimatet war.

2. Inzwischen ist sie eine weit verbreitete Kulturpflanze und eignet sich als Garten- und Zimmerpflanze.

3. Es gibt mehr als 500 verschiedene Arten, von denen einige giftig sind und die Substanz Primin enthalten.

4. Sie steht seit jeher als Symbol des bevorstehenden Frühlings und der Hoffnung.

5. Wörtlich übersetzt heißt der Name der gesuchten Blume „die Erste", was sich darauf bezieht, dass sie eine der ersten blühenden Pflanzen am Ende des Winters ist.

6. Typisch für diese anspruchslose Blume sind ihre rosettenförmig angelegten breiten Blätter, die optisch an Salatblätter erinnern.

Antwort: Primel

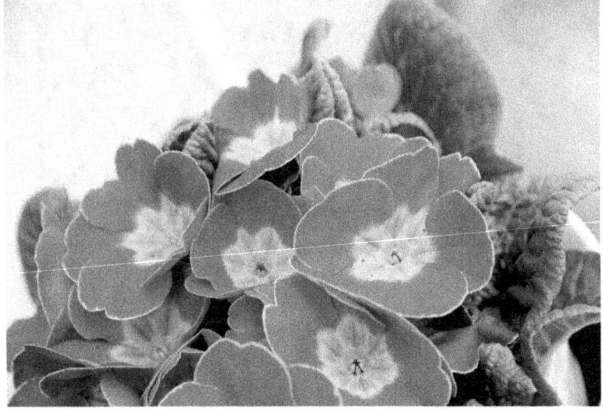

1. Gesucht wird ein Gegenstand im Garten, der nur im Spätsommer und Herbst anzutreffen ist.

2. Er ist häufig das Ergebnis heftiger Herbststürme und hat bei vielen Gartenbesitzern einen schlechten Ruf.

3. Er landet gerne auch im Garten des Nachbarn und gehört dann diesem.

4. Befindet sich der gesuchte Gegenstand auf öffentlichem Boden, kann sich jeder daran frei bedienen.

5. Ameisen, Raupen und andere Tiere befallen ihn gerne.

6. Er liegt verstreut auf Wiesen und in direkter Nähe von Obstbäumen.

7. Der gesuchte Begriff bezeichnet minderwertige Früchte, die je nach Zustand zum Verzehr geeignet sind.

Antwort: Fallobst

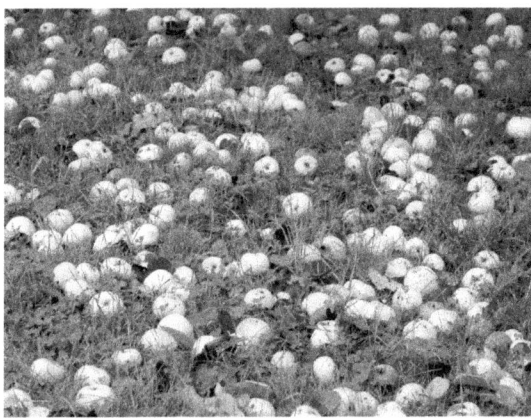

1. Gesucht wird eine beliebte Sommerblume.
2. Die Farbskala der imposanten Blüten reicht von rot bis rosa, gelb bis orange bis hin zu weiß und lila.
3. Astrologisch betrachtet bringt diese Blume Liebesglück.
4. Sie öffnet ihre Blütenblätter in alle Himmelsrichtungen.
5. Sie kann im nächsten Jahr nur blühen, wenn die verblühten Blüten und Samenansätze im Sommer abgeschnitten werden.
6. Zum Überwintern werden die Knollen in Torf, Sägemehl oder Sand in einem trockenen und kühlen Raum gelagert.
7. Charakteristisch für die Blume sind ihre pomponartigen Blütenbälle.

Antwort: Dahlie

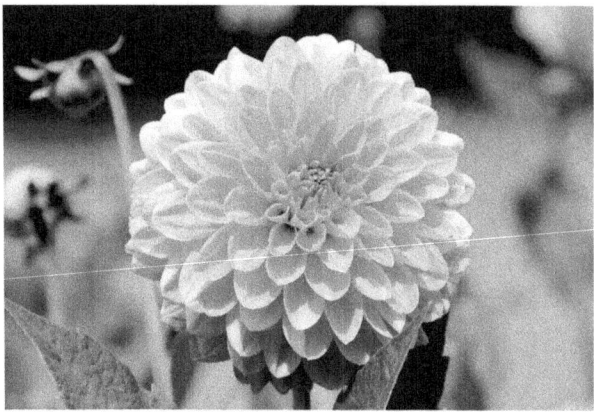

1. Gesucht wird eine niedliche Blume, die in weiß, gelb, blau oder lila blüht.

2. Sie gehört zu den Schwertliliengewächsen und ist eine mehrjährige Knollenpflanze.

3. Charakteristisch sind die feingliedrigen grünen Blätter mit einem weißen Mittelstreifen.

4. Sie enthält die Substanz Picrococin, die bei Kindern zu Durchfällen und Erbrechen führen kann, bei einigen Tieren (z. B. Hunde und Katzen) ist der Verzehr sogar lebensgefährlich.

5. Die orangeroten Stempelfäden der Blüten sind heiß begehrt, denn aus ihnen wird das beliebte gelbfarbene Gewürz Safran gewonnen.

6. Sie gehört zu den Frühblühern und Frühlingsboten, denn die Blütezeit ist von März bis April.

7. Die Spitzen der Blume kommen schon zum Vorschein, bevor der letzte Schnee geschmolzen ist.

Antwort: Krokus

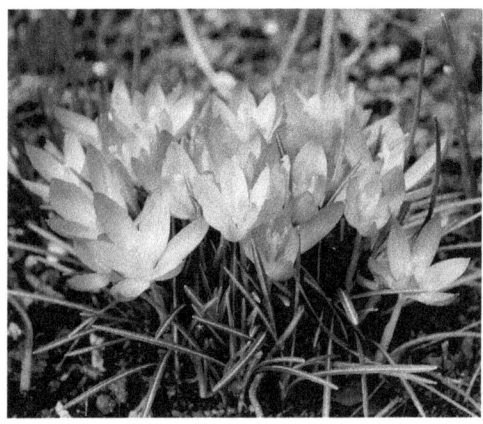

1. Gesucht wird ein Baum, der bis zu 30 Meter hoch wird. In den ersten Jahren wächst er 1 Meter pro Jahr.

2. In der Naturheilkunde verwendet man mehrere Bestandteile, nämlich die Rinde, die jungen Knospen und den Saft.

3. Die gesundheitsfördernden Wirkungen sind vielfältig und reichen von blutreinigend und keimtötend bis hin zu harntreibend und wundheilend.

4. Denkt man an diesen Baum, fallen einem als erstes die langen Blütenkätzchen und die rautenförmigen Blätter ein.

5. Ebenso typisch ist die papierdünne weiße Rinde am Stamm, die sich fetzenweise löst.

6. Traditionell wird der gesuchte Baum in vielen Dörfern als Maibaum aufgestellt.

Antwort: Birke

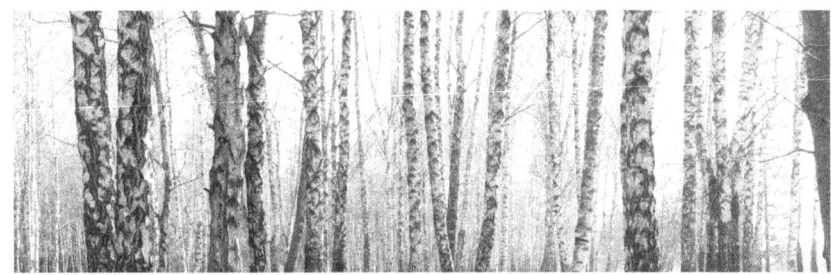

1. Gesucht wird ein Gegenstand, der ursprünglich aus Ton, Sandstein oder Marmor hergestellt und bemalt wurde. Heute wird er aus Kunststoff gefertigt.
2. Man schätzt, dass ca. 25 Millionen Stück in deutschen Gärten anzutreffen sind.
3. Er wird zu Dekorationszwecken in Gärten und in Wohnräumen verwendet.
4. Wenn es darum geht, etwas typisch Deutsches im Garten zu nennen, dann steht dieser Gegenstand meistens an der allerersten Stelle.
5. Auf den ersten Blick kann er mit einem Weihnachtsmann verwechselt werden.
6. Der einer Gnomfigur nachempfundene Gegenstand trägt typischerweise eine rote Zipfelmütze mit einer Laterne, Schaufel, Spitzhacke oder Schubkarre.

Antwort: Gartenzwerg

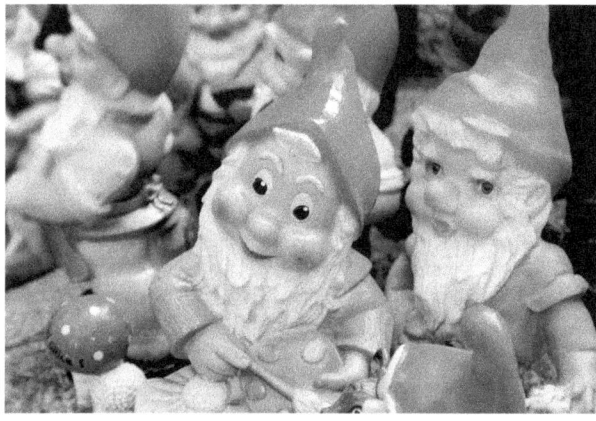

1. Gesucht wird eine Pflanze, die außer in der Antarktis auf der ganzen Welt anzutreffen ist.

2. Über 50 Käfer- und Schmetterlingsarten sind auf die Pflanze angewiesen, weil sie sich von ihr ernähren.

3. Auch der Mensch kann sich die gesuchte Pflanze zunutze machen, denn sie enthält wichtige Nährstoffe.

4. Man kann sie roh als Salat essen oder wie Spinat zubereiten. Auch als Tee wird sie gerne verwendet.

5. Wenn man die Pflanze eine Zeit lang in Wasser einlegt, ergibt sich ein sehr wirksamer Dünger.

6. Es gibt bestechende Gründe, warum diese Pflanze zu den unbeliebtesten Wildpflanzen gehört, die wir im Garten antreffen.

7. Jeder hat schon mal negative Erfahrungen mit ihr gemacht, denn die Blätter und Stängel sind mit Brennhaaren versehen. Sie zu berühren, ist nicht gefährlich, aber schmerzhaft und zeigt sich durch kleine rote juckende Pusteln.

Antwort: Brennnessel

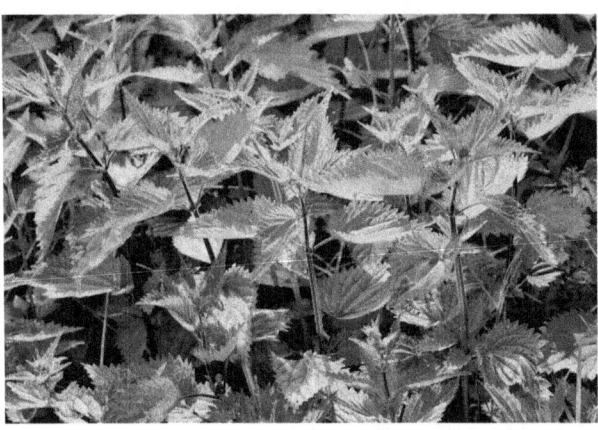

1. Gesucht wird eine Örtlichkeit. Im 19. Jahrhundert ließen vermögende Personen ihr Wohnhaus in dieser Form als Kopie erstellen.
2. Heute benötigt man je nach Bundesland und Größe der Örtlichkeit eine Baugenehmigung.
3. Die Bauweise erfolgt aus massivem Mauerwerk oder aus Holz (z. B. massive Blockbohlen).
4. Bei einer komfortablen Ausstattung ist eine überdachte Terrasse vorhanden.
5. Die gesuchte Örtlichkeit eignet sich als Oase der Erholung und Entspannung, für Feiern im kleinen Kreis oder als Aufbewahrungsort für Gartengeräte.

Antwort: Gartenhaus

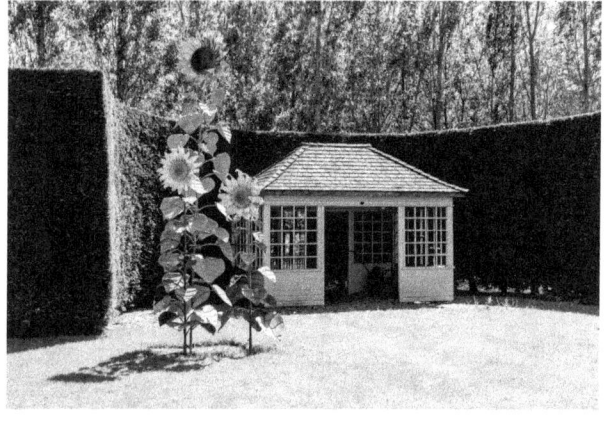

1. Gesucht wird eine Blume, die zu den beliebtesten Gartenpflanzen gehört.

2. Sie ist extrem pflegeleicht und robust und lässt sich zudem sehr einfach vermehren.

3. Sie strömt intensive Duftstoffe aus, wodurch viele Insekten vertrieben werden.

4. Sie verfügt über gesundheitsfördernde Eigenschaften. In der Naturheilkunde wird sie bei der Behandlung von depressiven Verstimmungen eingesetzt.

5. Je nach Sorte sind die Blüten und Blätter essbar und eine beliebte Beilage zu Salaten und Süßspeisen.

6. Typisch für diese beliebte Gartenblume sind die strahlenden orangeroten Blütenköpfe, die optisch an Nelken erinnern.

Antwort: Tagetes, Studentenblume, Türkische Nelke

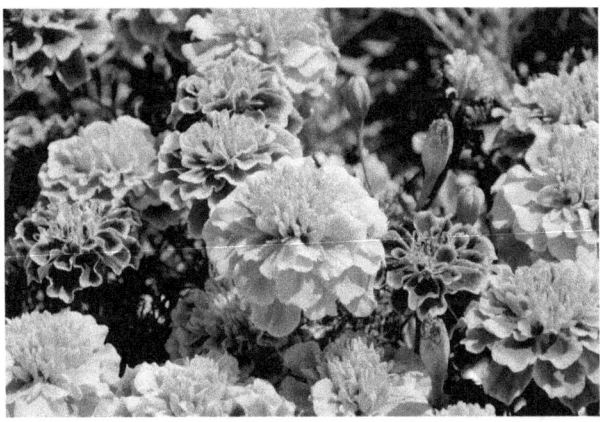

1. Gesucht wird ein Gegenstand, bei dem eine glatte Haut und Festigkeit wichtig sind.
2. Wühlmäuse nagen ihn gerne an.
3. Er kommt im Herbst zum Einsatz, solange der Boden noch nicht gefroren ist.
4. Je kräftiger der gesuchte Gegenstand ist, umso größer werden die späteren Blüten.
5. Ohne ihn gibt es keine Tulpen, Narzissen und Krokusse.
6. Man kann ihn in Töpfe und Beete einpflanzen.

Antwort: Blumenzwiebel

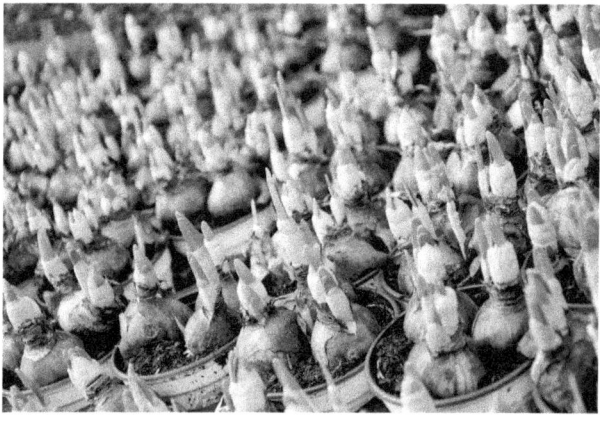

1. Gesucht wird eine Blume, die in der Volksheilkunde als Heilpflanze verwendet wurde.

2. Die Blütenblätter sind essbar und verfügen über einen nussigen Geschmack. Sie werden als Salatbeilagen und Tee verwendet.

3. Ihre Blütenkörbchen schließen nachts und bei Feuchtigkeit.

4. Überall wo Wiesen sind, trifft man auf diese niedlichen Blümchen.

5. Sehr dicht am Boden wachsen sie als Blattrosette.

6. Die Blüten sind gelb und der Blütenkranz weiß. Damit erinnern sie an Kamillen- und Margeritenblüten.

7. Kinder lieben sie und basteln damit gerne Blumenkränzchen.

Antwort: Gänseblümchen

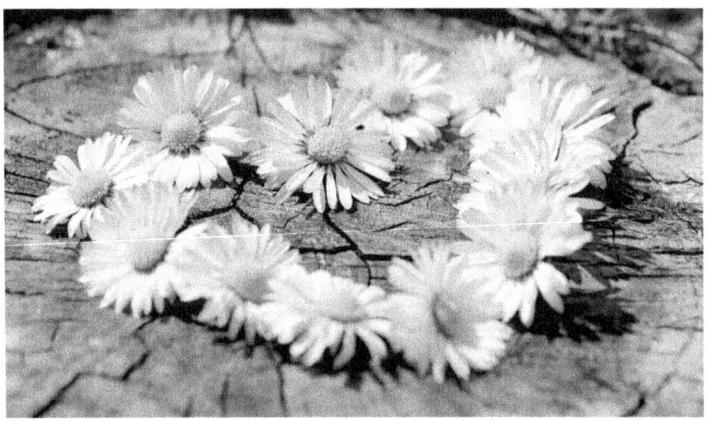

1. Gesucht wird ein Insekt, das besonders im Frühjahr und Frühsommer in Erscheinung tritt.

2. Je nach Art hat es Flügel oder ist ungeflügelt.

3. Es hat einen Stechrüssel, mit dessen Hilfe Pflanzen angestochen und ausgesaugt werden. Bei diesem Vorgang werden Speichelgifte übertragen, die zu Schäden an der betroffenen Pflanze führen.

4. Besonders geschwächte Pflanzen sind das Ziel dieses Insekts. Hier breitet es sich rasch in großen Mengen aus. Durch schlechte Witterungsbedingungen wird dies begünstigt.

5. Natürliche Feinde wie Marienkäfer und Florfliegen können kleinere Populationen in Schach halten, bei größeren Mengen jedoch sind Schädlingsbekämpfungsmittel nötig.

6. Wenn eine Pflanze von diesen Schädlingen betroffen ist, zeigt sich das durch verkümmerte Pflanzentriebe und gekräuselte, fleckige und eingerollte Blätter.

Antwort: Blattlaus

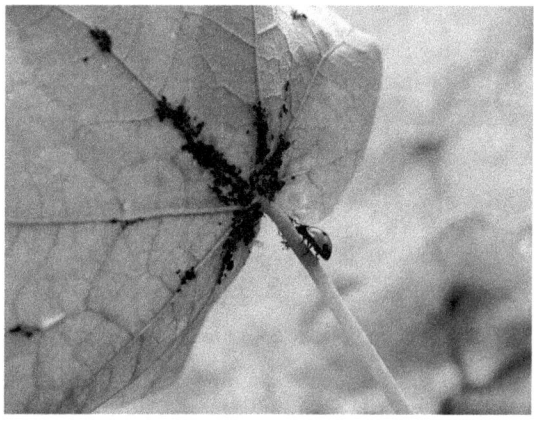

1. Gesucht wird ein Gegenstand, den man in einer Gärtnerei oder einem Baumarkt kaufen kann.
2. Es handelt sich um ein Gerät zur Gartenarbeit, der aus Holz und Metall gefertigt ist.
3. Je nach Verwendungszweck ist das Gerät am unteren Teil schmal oder breit.
4. Besonders im Herbst will man dieses Gartengerät nicht missen.
5. An einem langen Stiel sind mit einer Querleiste Zinken aus Kunststoff oder Stahl angeordnet.
6. Er ist vielseitig einsetzbar, um den Garten und Wege sauber zu halten. Man verwendet ihn zum Zusammenkehren von Gartenabfällen und Grasschnitt.

Antwort: Harke, Rechen

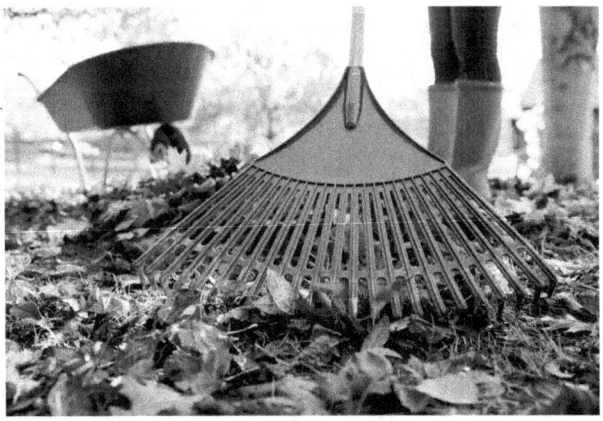

1. Gesucht wird eine Blume, die zu den Liliengewächsen zählt.
2. Sie blüht von Mai bis Juni und gilt als Blume der Reinheit und Demut.
3. Wild wachsende Exemplare stehen unter Naturschutz.
4. Sie verfügt über Heilkräfte und wurde früher in der Volksheilkunde bei vielen verschiedenen Krankheiten verwendet.
5. Heute werden Bestandteile von ihr in Form von Fertigpräparaten bei der Behandlung von bestimmten Herzerkrankungen eingesetzt.
6. Alle Teile dieser Blume sind giftig. Die Blätter werden leicht mit Bärlauch verwechselt.
7. Die weißen Glockenblüten sind charakteristisch für diese Blume. Sie verfügen über einen intensiven Duft, der Insekten anlockt.

Antwort: Maiglöckchen

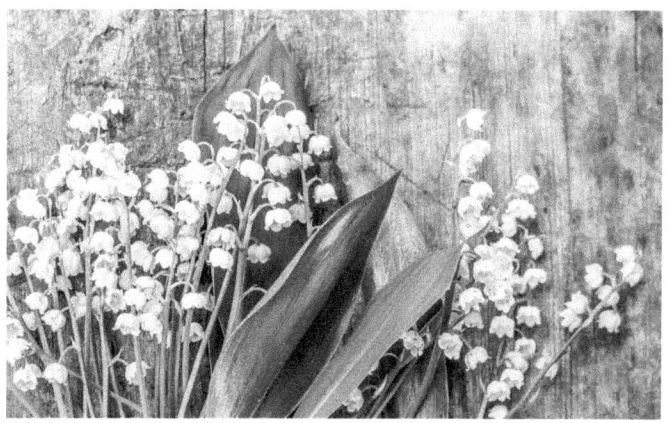

1. Gesucht wird ein Gegenstand, der sich zum Sammeln und Speichern eignet.
2. Früher war der gesuchte Gegenstand fassähnlich und aus Holz, heute ist er fast immer aus Kunststoff.
3. Um Tiere wie z. B. Eichhörnchen und Katzen zu schützen und eine Mückenplage zu vermeiden, sollte der Gegenstand immer abgedeckt werden.
4. Der Inhalt wird in den Sommermonaten zur Gartenpflege verwendet.
5. Man entnimmt den Inhalt mit einem Eimer oder einer Gießkanne.
6. Je nach Größe beträgt das Fassungsvolumen zwischen 200 und 500 Liter.
7. Der Inhalt wird unter einer Öffnung eines Regenfallrohres der Dachrinne gesammelt, sodass der Gegenstand immer in der Nähe einer Hauswand aufgestellt wird.

Antwort: Regentonne

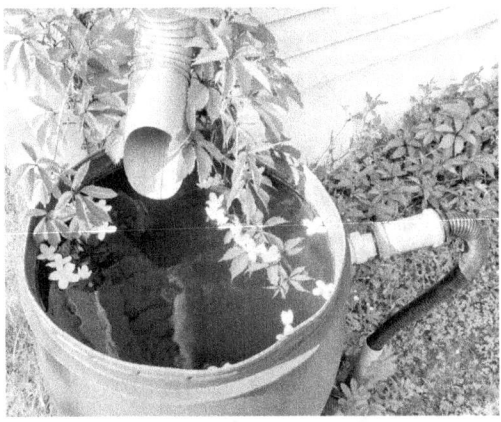

1. Gesucht wird ein Baum, der zwischen 3 und 6 Meter hoch wachsen kann.

2. In der Nähe von Bauernhäusern findet man ihn noch heute aus Zeiten, in denen er als Schutz vor Geistern und bösen Kräften wirken sollte.

3. Das Fällen dieses Baumes war früher nicht erlaubt, weil man glaubte, dass es Unglück bringen würde.

4. In der Volksheilkunde wird er seit jeher als Heilpflanze verwendet. Aus den weißen Blüten wird z. B. Tee gewonnen, der sich bei Erkältungskrankheiten lindernd auswirkt.

5. Die kleinen dunklen Früchte sind beerenartig und im Rohzustand leicht giftig.

6. Vor dem Verzehr werden die Beeren immer erhitzt und verlieren dadurch ihre giftige Wirkung. Anschließend kann man sie zu Schnaps, Marmelade, Gelee oder Muttersaft verarbeiten.

Antwort: Holunder

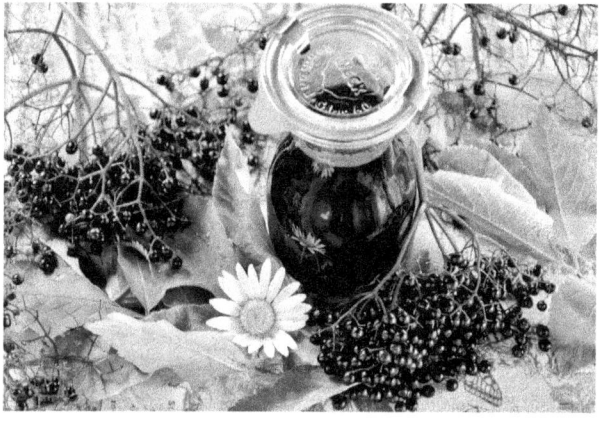

1. Gesucht wird ein Gegenstand, der sich nur im Winter im Garten befindet.
2. Sobald der Schnee zu tauen beginnt, wird er nicht mehr benötigt.
3. Um die Übertragung von Krankheitserregern zu vermeiden, muss er regelmäßig gereinigt und desinfiziert werden.
4. Eichhörnchen, Mäuse und andere tierische Mitbewohner freuen sich über den Gegenstand, obwohl er für diese gar nicht gedacht ist.
5. Der Inhalt sollte vor Nässe und Kot geschützt werden.
6. Bei lang anhaltendem Frost oder geschlossener Schneedecke bestückt man den gesuchten Gegenstand mit Sonnenblumenkernen und Meisenknödeln.
7. Amseln, Dompfaffen, Finken und Konsorten lassen dann nicht mehr lange auf sich warten.

Antwort: Vogelhäuschen

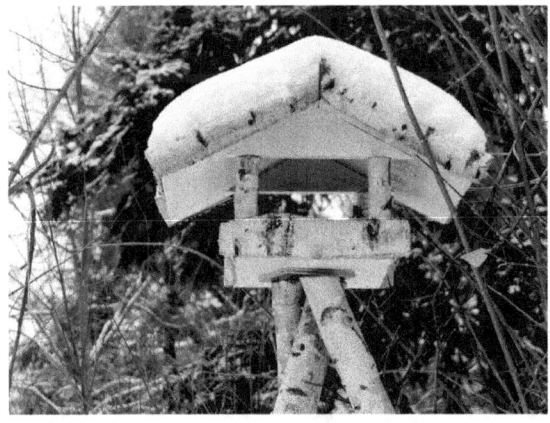

1. Gesucht wird eine Blume, von der es weltweit ca. 250 verschiedene Sorten gibt.
2. Sie wächst freistehend oder klettert an einer Rankhilfe entlang.
3. Die gesuchte Blume hat ihren Ursprung in der Hagebutte.
4. Ihr widmet sich ein eigener Wissenschaftszweig, der als Rhodologie bezeichnet wird.
5. Sie verfügt über außergewöhnliche Düfte und ist daher in der Parfümindustrie sehr begehrt.
6. Die kräftigen Stängel tragen meistens lästige Dornen.
7. Sie steht für Schönheit und Anmut und wird als Königin der Blumenwelt bezeichnet.
8. Am schönsten gilt sie in der Farbe Rot und wird seit jeher von Verliebten verschenkt.

Antwort: Rose

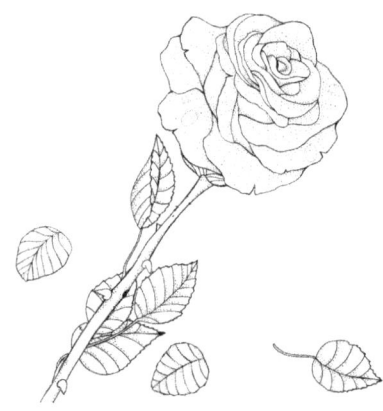

1. Bei dem gesuchten Begriff geht es um eine Pflanzenfamilie.
2. Hierzu gehören unter anderem Giersch, Brennnesseln und Löwenzahn.
3. Viele dieser Familienmitglieder vermehren sich durch Wurzelstöcke und Ausläufer.
4. Je jünger diese Pflanzen sind, umso leichter kann man sie aus einem lockeren Boden herausziehen.
5. Auf einem frei geräumten Gartenbeet breitet sich diese Pflanzenfamilie schnell aus und verdrängt die Zierpflanzen.
6. Die gesuchte Pflanzenfamilie wird von Gärtnern nicht gerne gesehen und durch Jäten beseitigt.

Antwort: Unkraut

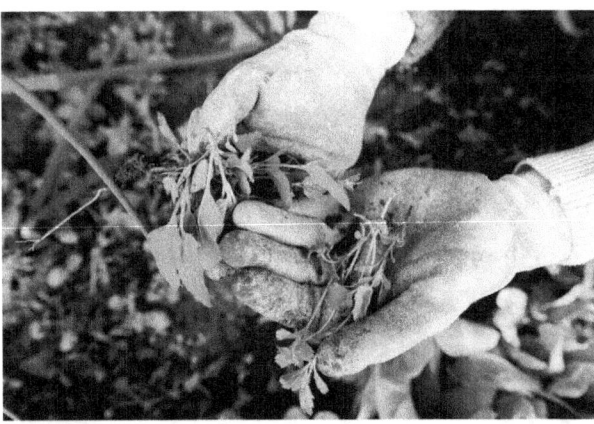

1. Die Blüten der gesuchten Pflanze sind für viele Insekten wie z. B. Schmetterlinge und Hummeln eine wichtige Nahrungsquelle.

2. Im Juli und August können die Blüten gesammelt und getrocknet werden.

3. Die Heilwirkung dieser Pflanze macht man sich bei unterschiedlichen gesundheitlichen Beschwerden zunutze wie z. B. bei Nervosität, Schlafstörungen und Kopfschmerzen.

4. Die Dufteigenschaften schätzt man auch in der Körperpflegeindustrie wie bei der Herstellung von Parfüms, Cremes und Seife.

5. Die getrockneten Blüten kann man in kleine Säckchen füllen. Im Kleiderschrank können sie einen angenehmen Duft verbreiten und Motten vertreiben.

6. Das wichtigste Erkennungszeichen der gesuchten Pflanze sind die lila-blauen Blüten, die an ca. 15 cm langen Stielen erblühen.

Antwort: Lavendel

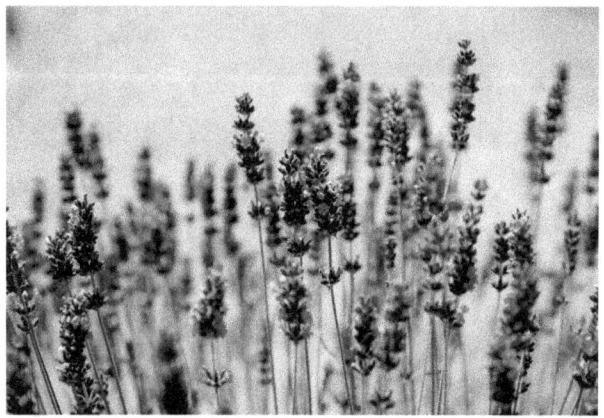

1. Gesucht wird eine Sammelstelle für Ausrangiertes.
2. Hier fühlen sich Asseln, Tausendfüßler, Springschwänze und Regenwürmer wohl.
3. Hier treffen Apfelgehäuse, Eierschalen, Kartoffelschalen, Laub und Unkraut aufeinander.
4. Der Inhalt des gesuchten Gegenstandes muss hin und wieder umgeschichtet werden.
5. Nicht hierher gehören Plastik-, Glas-, Papier- und Stoffartikel.
6. Am häufigsten findet man den gesuchten Gegenstand unter schattigen Bäumen und am Ende eines Gartens.
7. Nach ca. 9 Monaten entsteht eine wertvolle Erde, mit der man den Garten düngen kann.

Antwort: Komposthaufen

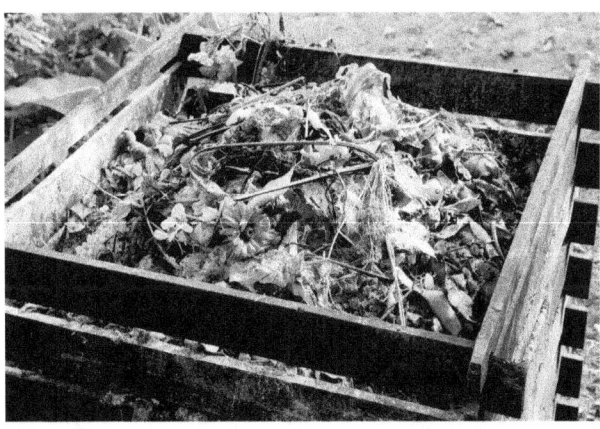

1. Die gesuchte Pflanze ist ein Zwiebelgewächs und wird bis zu 30 Zentimeter groß.

2. Die Zwiebeln können in der Gartenerde überwintern. In ihnen werden die Nährstoffe gespeichert, die im Frühjahr für das Wachstum benötigt werden.

3. Für Menschen und Tiere sind die Zwiebeln hochgiftig und dürfen nicht verzehrt werden. Sie sind zwar nicht lebensgefährlich, aber es können z. B. Zittern, Krämpfe und Lähmungen auftreten.

4. Die Farben der großen becherförmigen Blüten sind auf gelb und weiß beschränkt. Sie schmücken im Frühjahr um die Osterzeit viele Wiesen, Gärten und Parkanlagen.

5. Den Namen verdankt die gesuchte Blume dem griechischen Narziss, der aufgrund seiner übertriebenen Selbstliebe bekannt wurde.

Antwort: Osterglocke, Narzisse

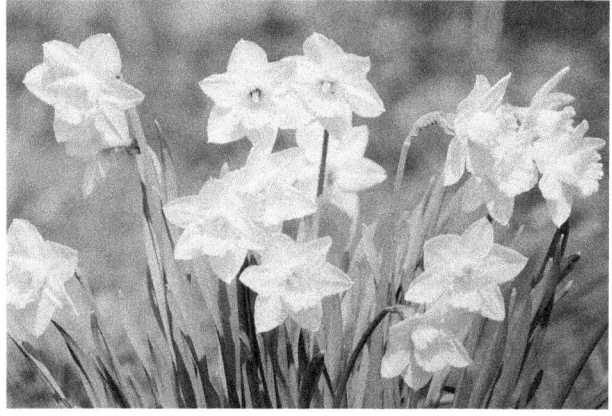

1. Gesucht wird ein Gartengerät, das aus einem länglichen Hohlkörper besteht.
2. Wenn man den gesuchten Gegenstand nicht hat, steht man als Gartenbesitzer ziemlich auf dem Schlauch.
3. Meistens ist er aus einer Kunststoffhülle mit Gewebeeinlage und einer Außenhülle gefertigt.
4. Es gibt diverse Zubehörteile wie Anschlussstücke, Verlängerungen, Verteiler, Düsen und einen Aufrollwagen.
5. Der gesuchte Gegenstand ist nicht nur ein praktisches Gartengerät, sondern auch ein beliebtes Spielzeug für Kinder.
6. Für die Bewässerung eines größeren Gartens ist er eine unverzichtbare Hilfe, wenn man nicht alles mit der Gießkanne bewässern möchte.

Antwort: Gartenschlauch

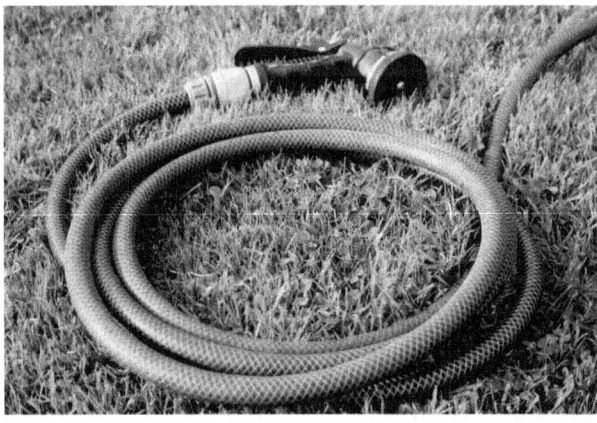

1. Gesucht wird eine Blume, die im Kaukasus seit jeher in der Volksheilkunde verwendet wird.
2. Sie kommt zur Linderung von Gedächtnisschwäche und Alterserscheinungen zum Einsatz.
3. Sie ist in der Lage, umliegenden Schnee zum Schmelzen zu bringen, indem sie eine eigene Wärme entwickelt.
4. Wenn diese Blume erblüht, geht der Winter seinem Ende entgegen.
5. Sie ist die erste Blume, die im Februar zu blühen beginnt. Sie wird deswegen auch Frühblüher genannt.
6. Charakteristisch für diese Winterblume sind ihre zarten, weißen und glöckchenartigen Blüten.

Antwort: Schneeglöckchen

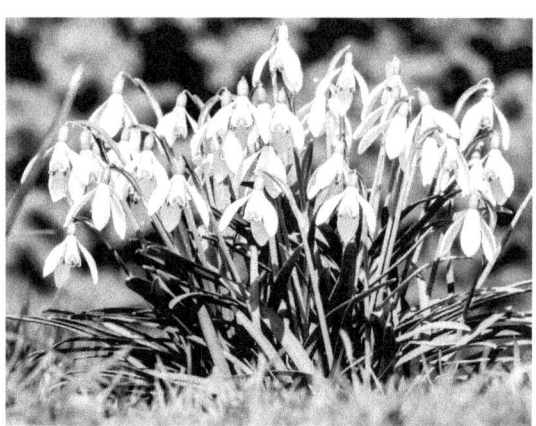

1. Gesucht wird ein Gartengerät, das bereits 1830 erfunden wurde. Es geht auf eine Schneidemaschine in einer Weberei zurück.
2. Die Erfindung dieses Gerätes war der Anstoß dafür, dass weltweit weitläufige Grünanlagen und Parks entstehen konnten.
3. In der Anfangszeit wurde der gesuchte Gegenstand von Tieren gezogen.
4. Heute wird das Gerät mit einem Elektro- oder Dieselmotor betrieben, nur selten greift man noch zu Modellen ohne Motor.
5. Schafe werden gerne als Ersatz für den gesuchten Gegenstand eingesetzt.
6. Als Vorgänger gilt die Sense.

Antwort: Rasenmäher

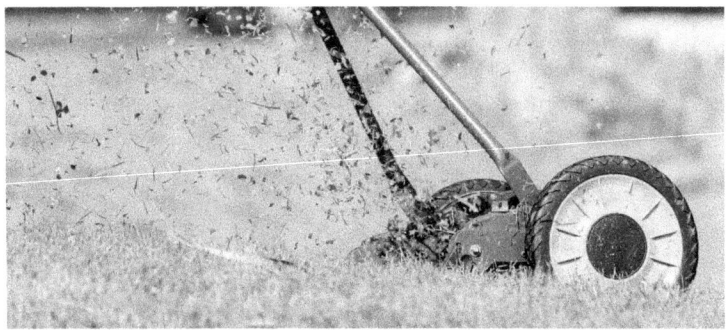

1. Gesucht wird eine Pflanze. Sie gehört zur Familie der Rosengewächse, obwohl sie keine Blume ist.

2. Je nach Sorte erreicht die Pflanze eine Höhe von bis zu 10 Metern. Wenn sie ausgewachsen ist, hat sie eine üppige und runde Baumkrone.

3. Die Blütezeit des Baumes ist im Mai. Die rosa-weißen Blüten erscheinen schon, bevor sich die Blätter voll entfalten.

4. Man findet die Pflanze im Garten, auf Streuobstwiesen und auf Obstplantagen. Südlich von Hamburg im „Alten Land" befindet sich das größte Anbaugebiet in Deutschland.

5. Die Früchte sind im Herbst reif und werden zu Saft oder Mus verarbeitet. Man kann sie auch einmachen, zum Kuchenbacken verwenden oder je nach Sorte auch im Keller lagern.

Antwort: Apfelbaum

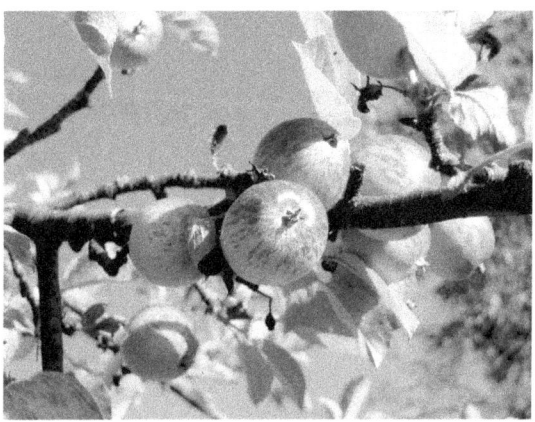

1. Die gesuchte Pflanze ist die Blume des Sonnengottes Apollo.
2. Sie steht auch heute noch als Zeichen der Liebe und des Glücks.
3. Es gibt ungefähr 200 verschiedene Sorten.
4. Bevor sie Früchte bildet, werden die verblühten Blütenstände abgeschnitten, um Energiereserven für die nächste Blüte einzusparen.
5. Ursprünglich waren ihre Blüten dunkelblau. Durch Züchtungen gibt es sie heute in verschiedenen Rottönen, violett, gelb, orange und hellblau.
6. Neben den sich kräuselnden Blüten ist der intensive und angenehme Duft das wichtigste Kennzeichen dieser Frühlingsblume.

Antwort: Hyazinthe

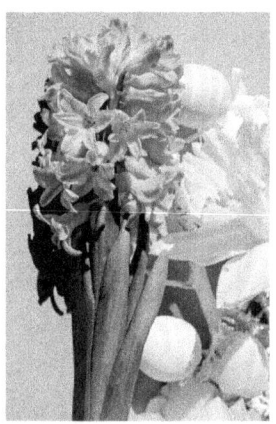

1. Gesucht wird eine Pflanzenfamilie, zu der fast 250 verschiedene Arten gehören.

2. Mit Ausnahme von Australien und der Antarktis ist sie von Natur aus auf allen Kontinenten verbreitet. In Australien wurde sie durch den Menschen eingeschleppt.

3. Man trifft sie nicht nur auf der grünen Wiese an, sondern auch in der Landwirtschaft, wo 16 verschiedene Arten als Futterpflanzen angebaut werden.

4. Die gesuchte Pflanze reichert Böden mit Stickstoff an, sodass sie die Bodenqualität verbessert und sich als Dünger eignet.

5. Gärtner sehen in ihr trotz vieler Vorzüge lästiges Unkraut, wenn sie sich auf den Rasenflächen ausbreitet.

6. Charakteristisch für die gesuchte Pflanze sind die dreifiedrigen Blätter.

7. In seltenen Fällen trifft man auf vier anstatt drei Blätter, was als Glücksbringer gilt.

Antwort: Klee

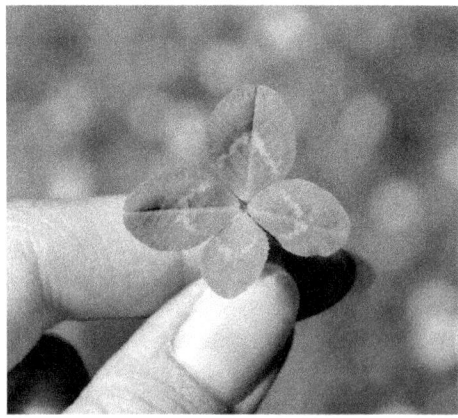

1. Das gesuchte Gartengerät ist so beliebt, dass es auch als „des Gärtner`s bester Freund" bezeichnet wird.
2. Es ist meistens aus Kunststoff, weil Modelle aus Metall ein hohes Eigengewicht aufweisen.
3. Es eignet sich unter anderem zum Düngen von Pflanzen mit Flüssigdünger.
4. Es kommt nicht nur im Garten zum Einsatz, sondern auch in Wohnungen, auf dem Balkon und auf dem Friedhof.
5. Je nach Größe hat der gesuchte Gegenstand ein Fassungsvolumen von 10 bis 12 Litern. Es gibt auch kleinere Modelle, die aber hauptsächlich für Zimmerpflanzen gedacht sind.
6. Hauptsächlich wird der gesuchte Gegenstand zum Bewässern von Pflanzen genutzt.

Antwort: Gießkanne

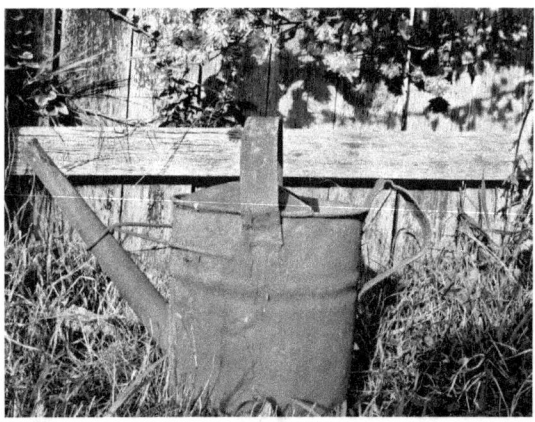

1. Gesucht wird eine Blume, die ursprünglich aus Südafrika kommt.
2. In Deutschland ist sie die am meisten gekaufte Pflanze für den Garten und Balkon.
3. Sie ist sehr kälteempfindlich und übersteht frostige Temperaturen nur in einem geschützten Winterquartier.
4. Die zumeist knallroten oder rosafarbenen Blüten und die unregelmäßig gewölbten und samtig behaarten Blätter sind charakteristisch für die gesuchte Blume.
5. Sie zählt zu den Dauerblütlern, denn ihre üppige Blütenpracht zeigt sich von Mai bis Oktober.
6. Sie wächst stehend oder hängend und ist aus Balkonkästen gar nicht mehr wegzudenken.
7. Die Früchte erinnern an Vogelköpfe mit langem Schnabel, was der gesuchten Blume auch den Namen „Blutroter Storchschnabel" eingebracht hat.

Antwort: Geranie

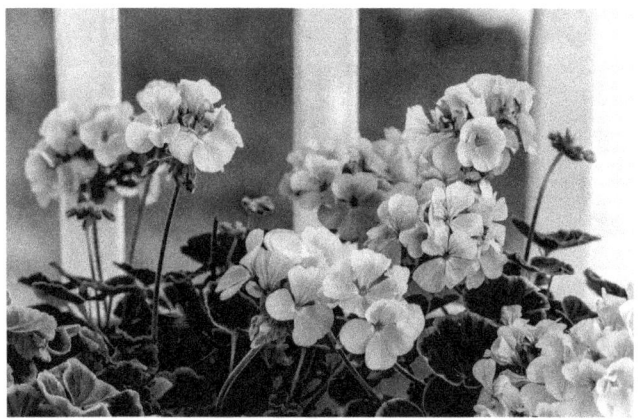

1. Der gesuchte Gegenstand ist in verschiedenen Größen und sogar schon für Kinder ab 3 Jahren erhältlich.
2. Er soll die Gartenarbeit erleichtern.
3. Je nach Material schützt er vor Kälte und Nässe.
4. Das Material ist meistens atmungsaktiv und teilweise aus Gummi.
5. Er soll vor Verletzungen durch Dornen und Abschürfungen schützen.
6. Bei ihm bleibt das Fingerspitzengefühl oft auf der Strecke, aber die Hände bleiben sauberer als ohne ihn.

Antwort: Gartenhandschuh

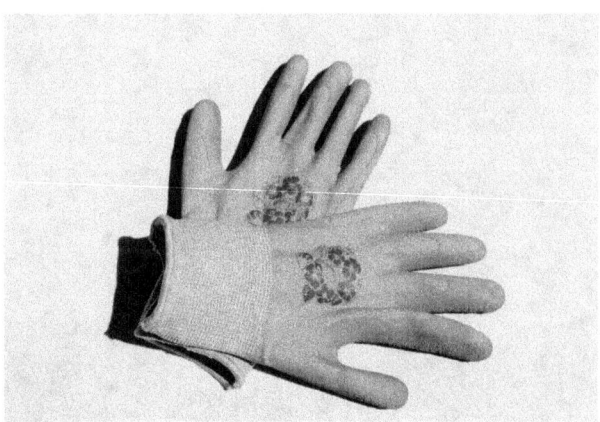

1. Die gesuchte Frühlings- und Sommerblume blüht von Mai bis Juli.
2. Die Blüten kommen in der Naturheilkunde für innere und äußere Anwendungen zum Einsatz. Unter anderem wird ihnen eine beruhigende Wirkung zugesprochen.
3. Sie ist ein- bis zweijährig.
4. Die sehr dünnen Blütenstängel wachsen bis zu 80 Zentimeter hoch, sodass diese weithin sichtbar sind.
5. Ihr besonders Kennzeichen sind die scharlachroten Blüten mit einem Durchmesser von bis zu 8 Zentimetern.
6. Sie gedeiht nicht nur in Gärten, sondern auch an Feld- und Wegrändern sowie an Bahndämmen. Aufgrund der leuchten den Blüten erkennt man sie schon auf eine große Entfernung.

Antwort: Mohn, Klatschmohn

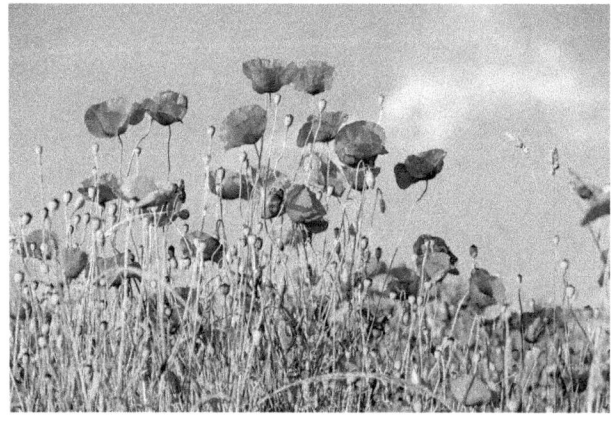

1. Der gesuchte Begriff ist ein Gegenstand, der in vielen Gärten das ganze Jahr über anzutreffen ist, besonders jedoch an heißen und trockenen Tagen.

2. Um Übertragungen von Krankheiten zu vermeiden, wird eine regelmäßige Reinigung dieses Gegenstandes empfohlen.

3. Ein ausrangierter tiefer Teller oder ein Blumentopf-Untersetzer können hierfür zweckentfremdet werden.

4. Der gesuchte Gegenstand ist ein flacher Behälter, der regelmäßig mit Wasser gefüllt wird.

5. Er eignet sich zum Baden und Trinken und ist ein Ersatz für ausgetrocknete natürliche Wasserquellen wie Pfützen.

6. Ähnlich wie ein Vogelhäuschen dient er der Versorgung von Vögeln.

Antwort: Vogeltränke

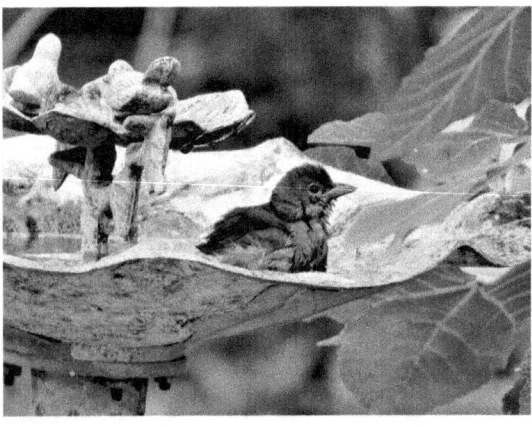

1. Der gesuchte Gegenstand ist ein häufig verwendetes Gartenwerkzeug, das man in einem Baumarkt kaufen kann.
2. Da dieser Gegenstand viel Gewicht aushalten muss, bestehen der Stiel und Griff aus einem bruchsicheren Holz wie z. B. Esche.
3. Je nach Modell hat das Gerät einen sogenannten Tritt. Modelle ohne diesen Zusatz kommen nur dann zum Einsatz, wenn Schuhe mit einer starken festen Sohle getragen werden.
4. Je stumpfer die Unterkante dieses Gerätes ist, umso mehr erschwert dies die Gartenarbeit.
5. Er kommt zum Einsatz, wenn Bodenbearbeitungen z. B. wie Umgraben erledigt werden müssen.
6. Der gesuchte Gegenstand ist ähnlich wie eine Schaufel

Antwort: Spaten

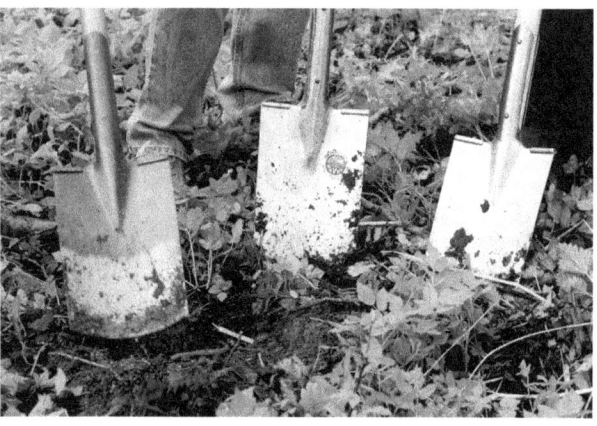

1. Im Frühjahr sind viele Wiesen und Rasenflächen von dieser Pflanze übersät.
2. Die Blüten und Blätter kann man verzehren und als Tee bei bestimmten gesundheitlichen Beschwerden verwenden.
3. Die gesuchte Pflanze wächst sogar in Mauerritzen und zwischen Pflastersteinen.
4. Die Stängel werden bis zu 60 cm hoch und sind innen hohl.
5. Beim Abschneiden des Stängels fließt weißer klebriger Saft heraus, der braune Flecken hinterlässt.
6. Kinder lieben die Stängel, denn sie rollen sich zusammen, wenn man sie auseinanderzieht und in Wasser legt.
7. Man erkennt die gesuchte Pflanze schon von weitem an ihren gelben Blüten oder Pusteblumen.

Antwort: Löwenzahn

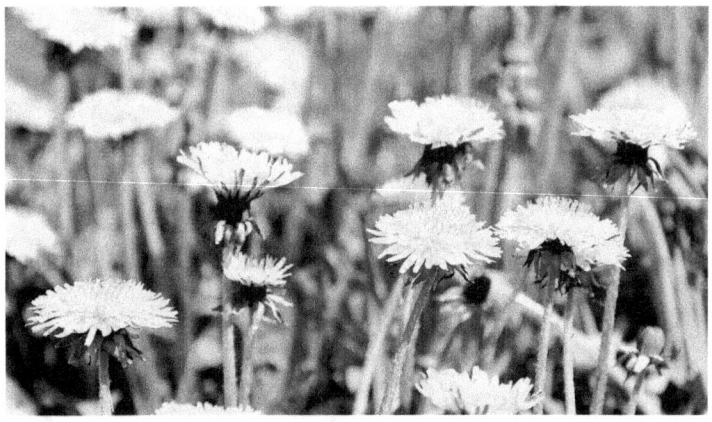

1. Für viele Gartenbesitzer bleibt das, was gesucht wird, nur ein Traum.
2. Gesucht wird weder eine Pflanze, noch ein Tier, sondern ein Bereich im Garten.
3. Eine regelmäßige Pflege dieses Refugiums ist unverzichtbar, damit sich z. B. keine Algen bilden.
4. Pflanzen wie Seerosen und Gräser stehen mittig oder am Rand.
5. Hier fühlen sich nicht nur Fische wohl, sondern auch Frösche, Mücken und Libellen.
6. Kinder zieht es immer dorthin, wo Wasser ist. Daher sollte man diesen Bereich des Gartens mit einem Gitter schützen.

Antwort: Gartenteich

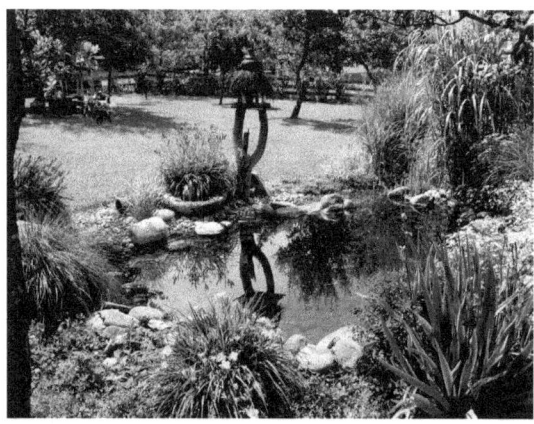

1. Die gesuchte Blume kann bis zu 1 Meter groß werden.

2. Sie liebt die Sonne. Wenn sie im Schatten steht, wächst sie deutlich langsamer und bildet weniger Blüten.

3. Ihre Blütezeit ist von Mai bis Oktober.

4. Sie vermehrt sich durch Ausläufer und Luftsprossen und kann sich damit gegenüber anderen Pflanzen gut behaupten und ausbreiten. Aus diesem Grund wird sie auch als Wucherpflanze bezeichnet.

5. Sie wird auch Orakelblume genannt, weil man hofft, durch das Abzupfen der Blütenblättchen eine Antwort auf eine geheime Frage zu bekommen, z. B. sie liebt mich, sie liebt mich nicht.

6. Beliebt ist die gesuchte Blume nicht nur in Beeten, sondern auch in Kübeln.

7. Die Blüten ähneln Gänseblümchen und Kamille, sind aber deutlich größer.

Antwort: Margerite

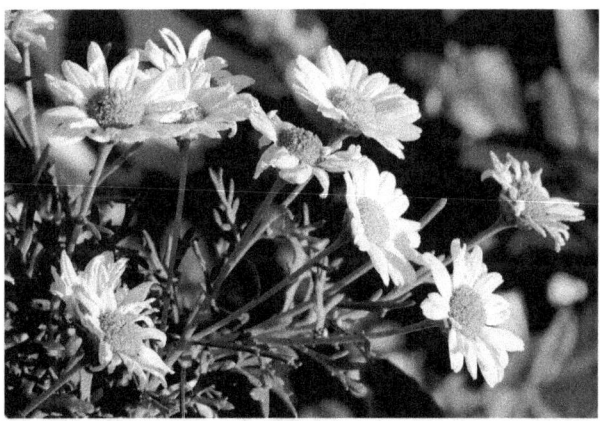

1. Gesucht wird ein Begriff aus der Pflanzenwelt.
2. In frischer und getrockneter Form werden Ziegen und Schafe damit gefüttert.
3. Viele auf dem Boden lebende Tiere wie Regenwürmer, Springschwänze und Milben leben darin.
4. Nicht jede Sorte eignet sich für den Komposthaufen.
5. Das Vorkommen ist jahreszeitlich abhängig.
6. Der Herbst zeigt sich hiermit äußerst farbenfroh in gelb, orange über hellrot bis weinrot.
7. Rasen und Gärten werden bedeckt und Regenrinnen verstopft.
8. In großen Mengen ist es ziemlich lästig und rutschig und muss regelmäßig zusammengekehrt werden.

Antwort: Laub

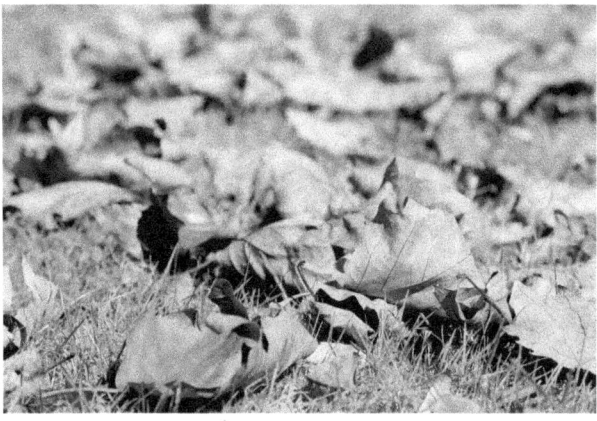

1. Die gesuchte Blume blüht von Mai bis Juni.

2. Ihre griechische Bezeichnung „Myosotis" heißt übersetzt „Mauseohr", was sich auf die spitze Form der Blätter bezieht.

3. Sie ist stark verzweigt und mit ihren hellblauen Blüten eine Augenweide in Blumenbeeten.

4. Bei dieser Blume ist der Name Programm. Seit jeher ist sie die Blume der Liebenden, die sich gegenseitig nicht vergessen.

5. Ein bekanntes Gedicht von August Heinrich Hoffmann von Fallersleben trägt den Namen der gesuchten Blume.

6. Die 2. Strophe davon lautet:
   Es weiß nicht viel zu reden
   Und alles, was es spricht,
   Ist immer nur dasselbe,
   Ist nur…

Antwort: Vergissmeinnicht

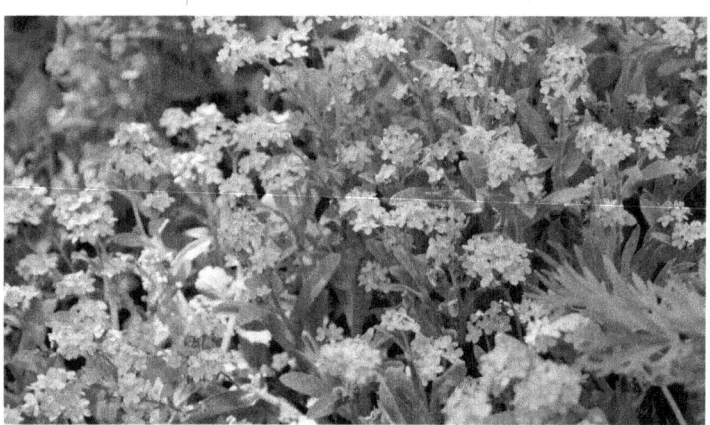

1. Das gesuchte Tier gibt es in den Farben rot, schwarz, braun, orange und gelb.
2. In Europa sind 70 verschiedene Arten bekannt.
3. Es dient als natürlicher Pflanzenschutz und ist somit ein gern gesehener Gast in jedem Garten.
4. Bei starkem Blattlausbefall von Pflanzen erscheint das gesuchte Tier in großen Mengen. Täglich verzehrt es 100 Blattläuse.
5. Insektenschutzmittel überlebt dieser nützliche Gartenbewohner nicht.
6. Es kann fliegen und gehört zur Familie der Käfer.
7. Typisch für das gesuchte Tier ist der halbkugelförmige Körper, der mit schwarzen Punkten versehen ist.

Antwort: Marienkäfer

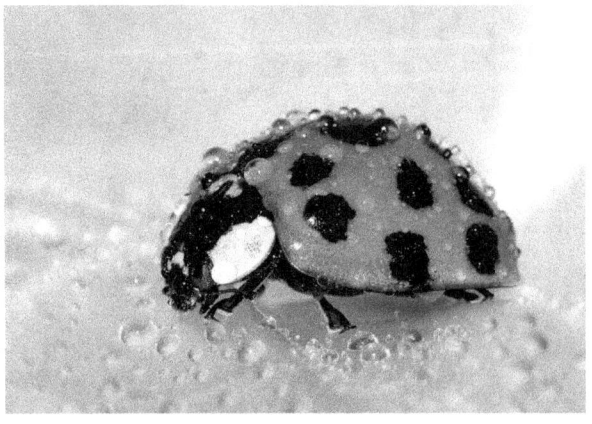

1. Der gesuchte Gegenstand geht auf eine lange Geschichte zurück und wurde im antiken Griechenland erfunden.
2. Auch heute ist er noch ein sehr beliebtes Gerät bei der Gartenarbeit.
3. Bis vor ca. 100 Jahren war er aus Holz gefertigt, heute besteht er aus Blech und einem Rahmen aus Stahlrohr.
4. Er ist für den Transport von unterschiedlichen Materialien und Gegenständen geeignet. Die Traglast beträgt zwischen 50 und 100 Kilogramm.
5. Je nach Modell sind ein oder zwei luftbefüllte Gummireifen vorhanden.
6. Der gesuchte Gegenstand ist mit zwei Griffen versehen, so dass man ihn schieben kann.

Antwort: Schubkarre

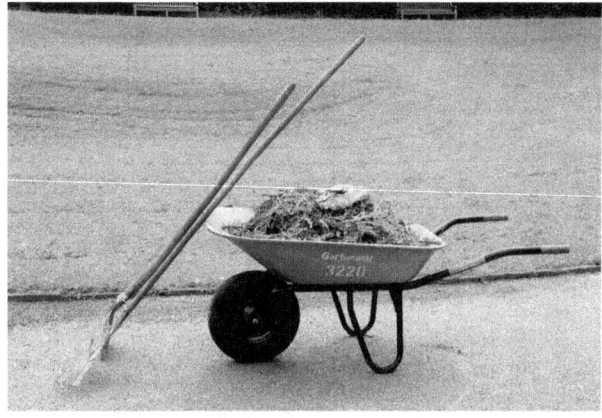

1. Die gesuchte Blume ist eine Frühlingsblume und blüht von März bis Mai.
2. Es gibt ca. 8.000 verschiedene Sorten.
3. Der Ursprung dieses Liliengewächses liegt im Orient und gelangte von dort aus nach Holland.
4. Der Name der Blume geht auf ihre Blüte zurück, da die Europäer meinten, sie sähe aus wie ein Turban.
5. Im 17. Jahrhundert stieg in Holland der Preis für diese Blume in eine astronomische Höhe. Noch heute steht die Blume in enger Verbindung zu Holland und ist dort ein Kassenschlager.
6. Ein bekannter Schlager heißt „… aus Amsterdam".

Antwort: Tulpen

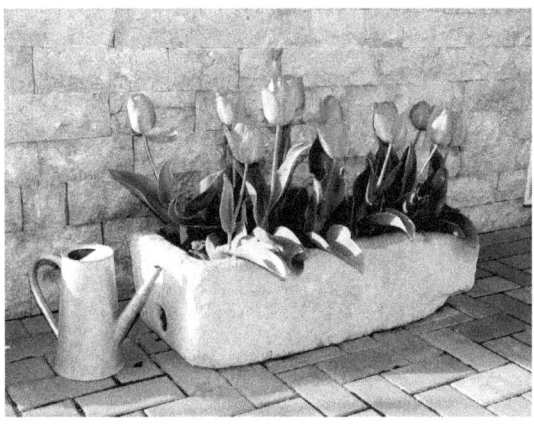

1. Gesucht wird eine Pflanze, die bis zu 450 Jahre alt wird. In vielen Kulturen ist sie daher ein Sinnbild für die Ewigkeit.

2. Sie ist nicht nur eine Zierpflanze, sondern auch eine Arzneipflanze, denn ihre Inhaltsstoffe wirken gegen Bakterien, Viren und Pilze.

3. Mit ihren drei- oder fünfeckigen Blättern ist sie immergrün und äußerst robust.

4. Ihre Blütezeit ist von September bis Oktober und bildet in dieser späten Jahreszeit eine wichtige Nahrungsquelle für die Insektenwelt.

5. Sie ist eine Kletterpflanze. Mithilfe ihrer Kletterwurzeln breitet sie sich flächendeckend aus, was im Garten oft als lästig empfunden wird.

6. Sie rankt an Zäunen, Bäumen und Hausmauern empor und kann ganze Häuserfassaden überdecken.

Antwort: Efeu

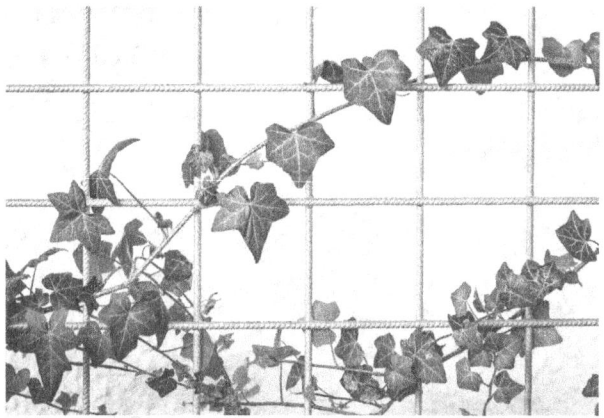

1. Die gesuchte Pflanze wächst in der freien Natur, ist aber auch häufig im Kräutergarten anzutreffen.
2. Die Blütezeit ist von Juni bis September.
3. Typisch ist der frische, aber etwas scharfe Duft, der auf den hohen Mentholgehalt dieser Pflanze zurückzuführen ist.
4. Das unverwechselbare Aroma wird für verschiedene alkoholische Getränke verwendet.
5. Die gesuchte Pflanze ist schon seit der Antike als Gewürz- und Heilpflanze bekannt.
6. Der aus dieser Pflanze gewonnene Tee gehört zu den meistverkauften in Deutschland und lindert unter anderem Blähungen, Übelkeit und Erkältungen.

Antwort: Pfefferminze

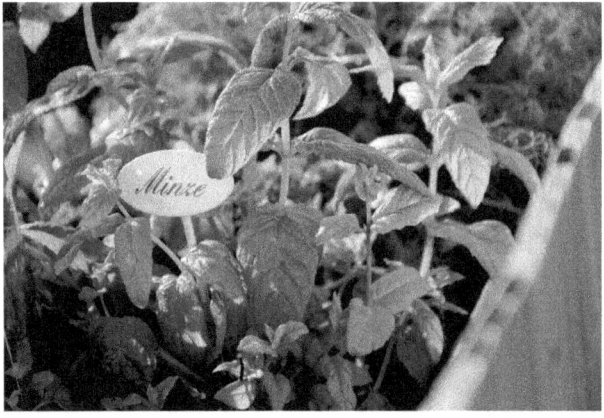

1. Die gesuchte Blume ist zweijährig. Man findet sie nicht nur im Garten, sondern auch auf Feldern, in Parks und auf Friedhöfen.

2. Sie gehört zu den Veilchengewächsen und wird zwischen 5 und 20 Zentimeter groß.

3. Die Blüten sind gelb, weiß, rot, blau, violett und zweifarbig.

4. Charakteristisch sind die fünf großen Blütenblätter, von denen jeweils zwei Blätter oben und seitlich und eins unten angeordnet sind.

5. Der Name dieser Blume klingt etwas negativ, obwohl sie sehr beliebt ist.

6. Sie ist sehr anspruchslos und benötigt wenig Pflege. Man kann sie quasi „stiefmütterlich" behandeln.

Antwort: Stiefmütterchen

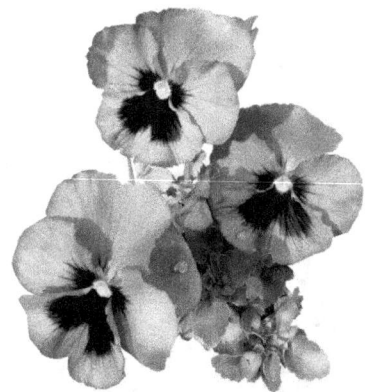

1. Je nach Modell kann man den gesuchten Gegenstand drinnen oder draußen verwenden.
2. Hebammen nutzten ihn früher in dem Haus, in dem zuvor eine Geburt stattgefunden hatte.
3. Im Garten ist er ein nützliches Arbeitsgerät bei der Abfallbeseitigung.
4. Der gesuchte Gegenstand ist ein sehr robustes und haltbares Gerät. Wenn er aus Kunstfasern besteht, kann ihm auch Nässe nichts anhaben.
5. An einem langen Stiel sind an einer Querleiste Borsten ange ordnet.
6. Hexen sausen mit ihm durch die Luft.
7. Wenn jemand streitsüchtig ist, sagt man „Derjenige ist ein …"

Antwort: Besen

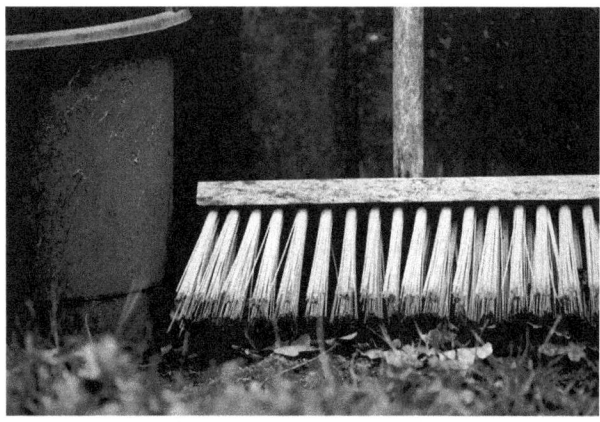

1. Die gesuchte Blume wächst in der freien Natur an Waldrändern, ist aber auch als Zierpflanze im Garten beliebt.

2. In Blumenbeeten kann sie Temperaturen von bis zu minus 20 Grad Celsius unbeschadet überstehen.

3. Typisch für diese Blume sind ihre glockenartigen 5 Zentimeter großen Blüten. Diese hängen am oberen Stängelteil wie Trauben herunter.

4. Sie gehört zu den giftigsten Pflanzen in unseren Breitengraden. Schon der Verzehr von 2 bis 3 Blättern kann für einen Erwachsenen lebensbedrohlich sein.

5. Familien mit Kindern oder Hunden verzichten daher im eigenen Garten in der Regel auf diese Blume.

6. Die Blüten erinnern an einen Gegenstand, der beim Nähen verwendet wird und den gleichen Namen wie die gesuchte Blume trägt.

Antwort: Fingerhut

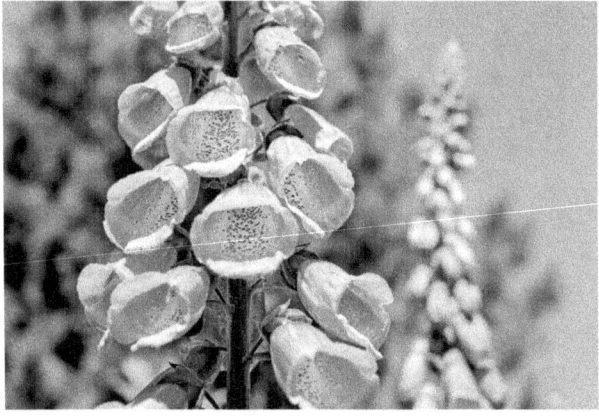

1. Diese gesuchte Pflanze ist das Ausgangsmaterial für Torf.
2. Sie gedeiht am besten dort, wo es feucht und schattig ist.
3. Man findet sie auf Blättern, Baumrinden und Steinen.
4. Wenn man den Boden regelmäßig kalkt und den pH-Wert konstant hält, gedeiht diese Pflanze nicht.
5. Sie wächst sehr flach und sieht auf einer größeren Fläche aus wie ein weicher Teppich.
6. Im Garten hat man diese Pflanze nicht gerne, da sie den Rasen verdrängt, sobald zu wenig Sonne durchdringt.
7. Besonders leicht breitet sich die Pflanze aus, wenn der Rasen nass und schattig ist.
8. Wenn jemand kein Geld hat, sagt man „Ohne … nix los".

Antwort: Moos

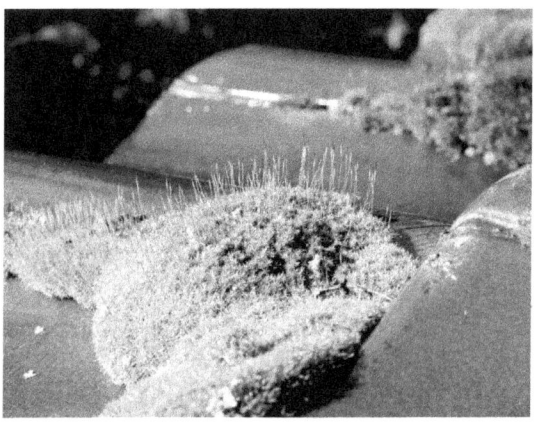

1. Gesucht wird ein Tier, das sich von Blättern, Blüten oder Wurzeln ernährt.
2. Der Körper dieses Tieres besteht aus drei Teilen, nämlich Hinterleib, Brust und Kopf.
3. Es hat 8 Beinpaare und somit 16 Beine.
4. Sobald das Tier erwachsen ist, verpuppt es sich. Je nach Art dauert dieser Zustand zwischen 2 und 4 Wochen lang an.
5. Bei dem gesuchten Tier handelt es sich meistens um die Larve vom Schmetterling.
6. Es ist sehr gefräßig. Eine bekannte Geschichte ist nach diesem Tier benannt und heißt „Die Geschichte der … Nimmersatt".

Antwort: Raupe

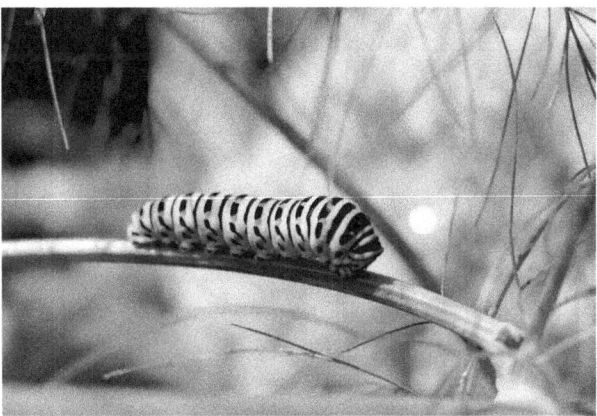

Wichtige Hinweise

Alle Angaben in diesem Buch wurden sorgfältig und nach bestem Wissen erstellt und erfolgen ohne Verpflichtung oder Garantie der Autorin und des Verlages. Sie übernehmen keine Verantwortung und Haftung für das Gelingen, sowie für Personen-, Sach- und Vermögensschäden.

Bildnachweise:

Titelbild Piti Tan/shutterstock.com

Bild 1 Postkarte - © MIH83/pixabay.com
Bild 2 Fahrrad - © ImHope/shutterstock.com
Bild 3 Hundekörbchen - © Eric Isselee/shutterstock.com
Bild 4 Blumenvase - © Emila/shutterstock.com
Bild 5 Gebiss - © Victor Moussa/shutterstock.com
Bild 6 Glühbirnen - © In Art/shutterstock.com
Bild 7 Bettdecke - © tvjoern/pixabay.com
Bild 8 Portemonnaie - © LoboStudioHamburg/pixabay.com
Bild 9 Brille - © StockSnap/pixabay.com
Bild 10 Fernsehsessel - © Pix11/shutterstock.com
Bild 11 Spiegel - © Everett Collection/shutterstock.com
Bild 12 Personalausweis - © Bartolomiej Pietrzyk/shutterstock.com
Bild 13 Briefmarken - © AngelaT/pixabay.com
Bild 14 Kalender - © MaeM/pixabay.com
Bild 15 Radiergummi - © Hans/pixabay.com
Bild 16 Aquarium - © WerbeFabrik/pixabay.com
Bild 17 Kamm - © jackmac34/pixabay.com
Bild 18 Regenschirme - © Drozdova Tatiana/shutterstock.com
Bild 19 Lineal - © OpenClipart-Vectors/pixabay.com
Bild 20 Stricknadeln - © MabelAmber/pixbay.com
Bild 21 Aschenbecher - © bleztseng/pixabay.com
Bild 22 Socken - © ImHope/shutterstock.com
Bild 23 Wäscheklammer - © molnar/pixabay.com
Bild 24 Blumentopf - © congerdesign/pixabay.com
Bild 25 Fußball - © Clker-Free-Vector-Images/pixabay.com
Bild 26 Tageszeitungen - © MichaelGaida/pixabay.com
Bild 27 Nussknacker - © domeckopol/pixabay.com
Bild 28 Eheringe - © TBIT/pixabay.com
Bild 29 Kleiderbügel - © RonPorter/pixabay.com
Bild 30 Parfüm - © WerbeFabrik/pixabay.com
Bild 31 Lupe - © JamesDeMers
Bild 32 Fieberthermometer - © OpenClipart-Vectors/pixabay.com
Bild 33 Wecker - © PIRO4D/pixabay.com
Bild 34 Pflaster - © geralt/pixabay.com
Bild 35 Federn - © worldion/shutterstock.com
Bild 36 Handcreme - © stux//pixabay.com
Bild 37 Taschentuch – © Big_Heart/pixabay.com
Bild 38 Einkaufswagen - © kalhh/pixabay.com
Bild 39 Hufeisen - © IrinaKrivoruchko/shutterstock.com
Bild 40 Briefkasten - © 3dman_eu/pixabay.com
Bild 41 Zahnbürste - © 422737/pixabay.com
Bild 42 Zigaretten - © christels/pixabay.com
Bild 43 Seife - © silviarita/pixabay.com
Bild 44 Taschenlampe - © OpenClipart-Vectors/pixabay.com
Bild 45 Perücken - © aodaodaodaod/shutterstock.com
Bild 46 Taschen - © makeitdouble/shutterstock.com
Bild 47 Fliegenklatsche - © Edler von Rabenstein/shutterstock.com
Bild 48 Koffer - © muuraa/shutterstock.com
Bild 49 Bibel- © Free-Photos/pixabay.com
Bild 50 Waschlappen - © Pezibear/pixabay.com

1. Auflage 2017
Herausgeber und Copyright©:
SuperSenior® Marketing Ltd.
Quastenhornweg 2a
14089 Berlin

www.ingramcontent.com/pod-product-compliance
Lightning Source LLC
Chambersburg PA
CBHW062200220526
45470CB00009B/2881